Td $\overset{122}{166}$

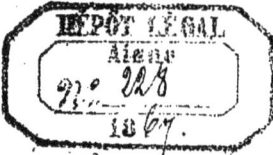

NOTE

SUR LES

POLYPES FIBREUX

DE L'UTÉRUS,

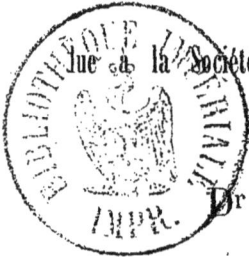

lue à la Société de Médecine du département de l'Aisne,

PAR LE

Dr E. ANCELET,

DE VAILLY-SUR-AISNE,

Membre titulaire de cette Société,

Membre correspondant de la Société impériale de Chirurgie,

de la Société de Médecine pratique de Paris,

de la Société impériale de Médecine de Lyon,

de l'Académie impériale et de la Société médicale de Reims.

PARIS.

—

F. SAVY, LIBRAIRE-ÉDITEUR,

Rue Hautefeuille, 24.

—

1867.

Laon. — Imp. Ed. Houssaye, rue Saint-Jean, 39.

NOTE

SUR LES

POLYPES FIBREUX DE L'UTÉRUS.

Lue à la Société de Médecine du département de l'Aisne

PAR LE

Dr **E. ANCELET**, (de Vailly-sur-Aisne).

Membre titulaire de cette Société,
Membre correspondant de la Société impériale de chirurgie,
de la Société de Médecine pratique de Paris,
de la Société impériale de Médecine de Lyon,
de l'Académie impériale et de la Société médicale de Reims.

J'ai rencontré sept cas de polypes fibreux de l'utérus; je vais les exposer sommairement et mettre sous les yeux de la Société les pièces anatomiques que j'ai pu recueillir. Nous trouverons là l'occasion de discuter certains points de leur histoire et peut-être de restreindre quelques propositions trop générales, de signaler, de détruire quelques erreurs, et sinon d'ajouter quelques notions nouvelles, du moins de préciser des points indécis, de jeter du jour sur des côtés obscurs.

Observation I. — En septembre 1864, j'ai déposé dans les collections de la Société un polype fibreux piriforme, à grosse extrémité dirigée en haut, dont le grand diamètre vertical mesure 20 centimètres; sa grande circonférence, aussi verticale, est de 49 centimètres. Le plus grand diamètre horizontal, situé à 5 centimètres du point d'implantation, est de 12 centimètres et sa circonférence en ce point de 32. Le pédicule, situé à 5 centimètres à droite du grand axe, présente 3 centimètres de diamètre dans le sens bi-latéral et 4 d'avant en arrière. Il était très-court, représentant pour ainsi dire un simple collet et venait s'insérer au côté droit du fond de la matrice. Le polype ne présente d'ailleurs, sur toute sa surface, aucune trace de constriction. Son poids est de 1,065 grammes. La membrane d'enveloppe est très-tenue, très-adhérente, caractères qui sont d'autant plus prononcés que l'on se rapproche de l'extrémité libre. Le corps de la tumeur, blanc, dur, résistant, est composé de fibres entrecroisées dans tous les sens qui vont aussi constituer le pédicule et se continuent manifestement sans ligne de démarcation avec le tissu utérin lui-même.

Voici dans quelles circonstances cette pièce a été recueillie :

En 1861, Mme C..... de Troyon, alors âgée de 32 ans, était accouchée avec facilité d'un enfant bien constitué, vivant, et si rapidement qu'elle n'avait pas eu le temps de se mettre au lit. L'expulsion de l'enfant avait été immédiatement précédée de la sortie d'une tumeur pédiculée qui présentait alors le volume d'un gros œuf de poule. L'accoucheur avait achevé la délivrance, puis fait rentrer la tumeur dans l'utérus. Les suites de la couche ne présentèrent rien de particulier et pendant quelques temps la santé resta satisfaisante.

Au bout d'un temps qui n'est pas précisé, la santé commence à s'altérer; la malade est fatiguée par un écoulement blanc continuel, les menstrues deviennent très-abondantes et se présentent à des époques régulières: il y a des douleurs, des pesanteurs dans le bassin; le palper abdominal fait constater un développement exagéré de la région hypogastrique; le toucher ne fut pas pratiqué et la malade fut mise à l'usage des toniques et des ferrugineux.

Le 30 avril 1864, Mme C..., très-faible, très-anémiée, au lit depuis quelques jours, fut prise de douleurs expulsives se succédant à des intervalles de plus en plus rapprochés. Son médecin, M. Rogé, de Moulins, fut mandé et assista à l'expulsion spontanée de la tumeur. Il m'envoya chercher aussitôt.

Une hémorrhagie assez considérable s'était produite. La femme est sur son lit, la tumeur, presque toute entière hors de la vulve, paraît fixée dans cette position.

En écartant les grandes lèvres, on met à jour le pédicule représenté comme je l'ai dit par un collet, une dépression circulaire de 1ↄ2 centimètre de hauteur à peu près; il se continue directement avec une autre tumeur conoïde remplissant le vagin et présentant la même apparence, la même coloration, la même consistance que la première. Le pédicule mis à jour était-il le pédicule réel ou un pseudo-pédicule formé par la constriction du col utérin sur la tumeur? La partie supérieure était-elle l'une des parties d'une tumeur en bissac, ou la matrice elle-même à demi renversée? Les présomptions étaient en faveur de cette dernière hypothèse, car le palper de l'hypogastre ne laissait plus constater de tuméfaction en ce point; les douleurs expulsives indiquaient que le corps étranger s'était trouvé au moins en grande partie dans l'utérus. La longueur de la tumeur, de l'extrémité libre au point rétréci, ne permettait pas de supposer que cette partie eût séjourné inaperçue dans le vagin un temps assez long pour que ce rétrécissement ait pu s'y produire et que l'expulsion n'ait porté que sur la partie supérieure. Le toucher est pratiqué avec difficultés; on sent, à une hauteur de 7 à 8 centimètres, le col utérin, mou, dilaté, entourant la tumeur supérieure, mais on ne peut pénétrer dans la cavité utérine de façon à en déterminer les connexions.

Le diagnostic était donc sous ce rapport très-probable, mais non certain. Il fut décidé que l'on amputerait au point rétréci, sous réserve de rechercher ensuite la vraie nature de la portion supérieure et d'agir en conséquence.

Pour éloigner de cette malade épuisée toutes chances d'une nouvelle hémorrhagie, nous appliquâmes une ligature à l'aide d'un fil assez long pour qu'il pût pendre hors du vagin et le pédicule fut tranché au-dessous à l'aide du bistouri.

Au moment où la tumeur se détachait, un claquement se fit entendre : la matrice avait repris sa position normale ; la partie précédemment saillante avait disparu, il n'y avait plus aucune tumeur. Il s'était donc agi d'un renversement incomplet du corps de l'utérus, entraîné au dehors par le poids du corps fibreux, renversement qui avait cessé avec la disparition de sa cause.

Aucune complication ne suivit l'opération. Quand je revis la malade, le 5 juin, elle était dans son jardin. Grâce aux bons soins de M. Rogé, la santé se rétablit complétement et j'ai su que depuis aucun accident nouveau ne s'était reproduit.

Observation II. — Mᵐᵉ M..., propriétaire à Vailly, âgée de 46 ans, mère de trois enfants, jusque-là d'une bonne santé, fut prise d'écoulement vaginal, d'hémorrhagies abondantes, irrégulières, de douleurs dans les lombes; tous accidents qu'elle attribuait à la cessation de la menstruation. En présence de leur persistance, de leur accroissement même malgré les traitements employés, de l'altération de la santé générale, je proposai à plusieurs reprises l'exploration directe qui fut constamment refusée. Après dix-sept mois de souffrances, Mᵐᵉ M... se rendit à Paris près d'une de ses filles, et, sur ses instances, elle consentit à se laisser examiner par une sage-femme. Celle-ci ayant constaté quelque chose d'anormal la conduisit chez un chirurgien de la Pitié, qui déclara qu'il y avait un corps fibreux dans la cavité utérine et conseilla l'opération.

Revenue à Vailly, pour mettre ordre au préalable à ses affaires, Mᵐᵉ M... me pria alors de l'examiner. Voici ce que je constatai :

L'utérus occupe à peu près sa hauteur et a sa direction normale. Il dépasse la symphyse du pubis de quelques travers de doigts. Le toucher laisse percevoir le col mou, boursoufflé, entr'ouvert dans le diamètre d'une pièce de cinq francs. En y pénétrant, je constate une tumeur sphéroïdale, consistante, libre d'adhérence avec les parois de la cavité utérine, dans toute la hauteur que le doigt peut atteindre. L'examen au spéculum confirme et complète ces données en indiquant que la membrane d'enveloppe est peu vasculaire. En la pinçant on constate qu'elle est très-adhérente au tissu sous-jacent. L'existence d'un corps fibreux et ses caractères principaux étaient donc nettement constatés.

Était-il sessile ou pédiculé? Pour m'en assurer, j'eus recours à l'emploi d'une anse métallique. En l'introduisant dans la cavité utérine, je pus constater que le corps fibreux, libre d'adhérence dans toute son étendue, venait s'insérer au côté droit du fond de l'utérus par un pédicule volumineux et résistant. L'opération, décidée séance tenante, fut pratiquée quelques jours après, le 9 septembre 1865. Je fus assisté d'une sage-femme mandée par la malade.

Tout bien examiné, sans appliquer le spéculum, j'introduisis l'anse métallique. Celle-ci bien appliquée sur le pédicule, j'exerçai des tractions qui entraînèrent au dehors le corps fibreux, en déterminant un renversement incomplet du fond de l'utérus; puis, d'un coup de bistouri, j'incisai le pédicule. La matrice reprit immédiatement sa place. Il n'y eut que quelques gouttes de sang répandu.

La malade descendit de sa chambre le 12, et dès le 15 je cessai mes visites. Elle jouit depuis cette époque d'une santé parfaite.

Le polype extirpé pèse 340 grammes; c'est un sphéroïde assez régulier dont la circonférence est de 25 centimètres environ. Incisé, il présente les mêmes caractères que le précédent: même feutrage, même continuité de ses fibres avec les fibres utérines. Le pédicule est plus court encore, tout à fait linéaire; par contre, il a 4 à 5 centimètres de diamètre. La membrane d'enveloppe, très-mince, est intimement adhérente au corps fibreux dans toute son étendue.

Observation III. — Mme D..., de Vasseny, âgée de 50 ans, très-nerveuse, présente depuis plusieurs années les mêmes accidents que dans les cas précédents, mais à un degré encore plus prononcé. Col boursoufflé et dilaté, hémorrhagies, écoulement blanc, état général grave, etc. Le polype que je reconnus dès mon premier examen, quoique bien moins volumineux, avait la même disposition apparente que le précédent et nécessita le même mode opératoire. L'anse métallique appliquée, j'exerce des tractions pour abaisser le polype. Au moment où j'allais en pratiquer l'excision avec des ciseaux, le pédicule se rompit et la tumeur me resta dans la main. Pas d'accidents consécutifs, seulement la guérison de l'état général nécessita des soins de quelques mois.

La tumeur, du poids de 65 grammes, est un sphéroïde de 16 centimètres environ de circonférence, plus effilé à son extrémité adhérente. Le corps fibreux ne communique pas avec le tissu utérin; le pédicule est uniquement membraneux et adhérait aussi à droite du fond de l'utérus, mais en un point plus éloigné de l'axe central que les deux précédents. Cette circonstance et la forme infundibulée n'indiquent-elles pas qu'il s'insérait dans l'angle supérieur de l'utérus, au voisinage de l'orifice interne de la trompe? La membrane d'enveloppe rès-mince, partout adhérente au corps fibreux, est, à l'extrémité adhérente de celui-ci, non point tubulée mais transformée en un cordon de consistance fibreuse, mince et court, de telle sorte que la pièce pathologique est réellement enkystée, sans continuité avec le tissu utérin.

Observation IV. — Mme H..., de Nanteuil-sous-Muret, âgée de 42 ans, mère de deux enfants. La maladie a débuté il y a plusieurs années. Même état que dans les cas précédents. Il y a dix-huit mois, le ventre a commencé à se développer d'une façon très-apparente. Un médecin très-instruit, qui l'avait examinée, avait déclaré qu'elle était atteinte d'un cancer utérin. Consulté pour la première fois par cette dame, le 11 mai, je constate ce qui suit : développement exagéré de l'utérus, qui remonte jusqu'au niveau de l'ombilic, sans bosselures, sans douleurs prononcées à la pression ; le museau de tanche n'est pas entr'ouvert, le col est aminci et donne la sensation d'une résistance cartilagineuse très-prononcée, ce qui probablement avait induit en erreur le premier observateur. Les mouvements qu'on lui communique se transmettent à la tumeur abdominale. Le spéculum n'apporte aucune notion nouvelle.

Prenant en considération la nature purement séro-muqueuse ou sanguinolente de l'écoulement, le développement énorme de l'utérus, l'état général qui, quoique grave, n'était point en rapport avec l'ancienneté et l'étendue de la lésion, si elle avait été de mauvaise nature, j'annonce à la malade qu'elle n'a point de cancer, qu'elle est probablement atteinte d'une tumeur fibreuse dont on pourra la débarrasser par l'opération.

Quoique l'écoulement sanguin fut irrégulier et fréquent, il était cependant plus prononcé à l'époque ordinaire des règles ; et comme il est depuis longtemps admis que ce travail tend à entr'ouvrir le col et permet un examen plus complet qu'en dehors de ces conditions, j'ajournai à ce moment une nouvelle constatation.

Je revis la malade le 3 juin. Le col de l'utérus, situé à sa hauteur ordinaire ou à peu près, est entr'ouvert dans le diamètre d'une pièce de un franc. Il présente la même dureté que précédemment ; son orifice est comme tranchant. Le doigt introduit tombe sur un segment de sphère lisse, mollasse, onctueux au toucher, sans adhérence avec les parois utérines aussi haut que le doigt peut pénétrer. Je confirme et j'affirme mon premier diagnostic.

Le 9, l'écoulement a cessé ; le col est à peu près revenu sur lui-même. Je prescris le seigle ergoté.

Le 16, je constate qu'il est assez dilaté pour permettre l'emploi des instruments. L'opération est indiquée pour le 18.

Le col est largement dilaté, le toucher confirme les données précédentes. Au spéculum on aperçoit une tumeur lisse, très-régulière, d'une teinte rosée. Le segment de sphère apparent appartient évidemment à un corps volumineux. En le saisissant avec la pince, on acquiert la conviction que la membrane d'enveloppe très-épaisse adhère peu en ce point au corps contenu. L'anse métallique m'apprend que le pédicule s'insère au fond de l'utérus et un peu à droite.

C'était ma première opération de ce genre, et je n'avais pour aide qu'une vieille garde-malade et le mari.

Je voulus saisir la tumeur avec la pince à érignes, à la moindre traction le tissu se déchirait; d'ailleurs le polype était trop volumineux pour franchir aisément le col. C'est alors que je songeai à employer, comme moyen de traction, l'anse métallique qui m'avait servi comme moyen d'exploration. Fallait-il pour faciliter la descente du polype débrider le col? C'est là sans doute une opération peu grave, mais songeant que la tumeur était probablement énucléable en raison de la laxité de son enveloppe, j'incisai cette membrane et je tirai l'anse dont la pression s'exerçant de haut en bas sur la coque, devait provoquer l'énucléation. La tumeur devint plus saillante, mais ne put être expulsée et je me décidai à la détruire sur place.

J'introduisis le spéculum plein, je confiai à l'aide la traction du fil de manière à maintenir la tumeur aussi fixe que possible, puis, à l'aide de la pince de Museux, je pratiquai le broiement du tissu, l'évidement de la tumeur, opération que sa laxité rendait plus facile, après quoi j'excisai ce que je pus de la membrane d'enveloppe attirée au dehors. L'opération dura en tout 20 minutes. La malade la supporta avec courage. Il n'y eut pas d'hémorrhagie; il ne survint aucun accident; mais seulement un écoulement muco-purulent assez abondant, mêlé de débris de membranes, qui dura 15 jours environ. Le 24, la malade fût prise de coliques utérines et expulsa une portion de membrane infundibuliforme, déchiquetée, longue de 5 à 6 centimètres, représentant évidemment la totalité de la membrane d'enveloppe restée dans l'utérus.

La matrice conserva pendant quelque temps un volume énorme, ce qui prouve que le développement exagéré du ventre était dû en grande partie à la tumeur elle-même. mais en partie aussi à l'hypertrophie de l'organe. Je constatai dans la suite que le col avait perdu sa consistance cartilagineuse pour reprendre l'aspect et la consistance qu'il présente à l'état normal.

Je cessai mes visites le 9 juillet, 20 jours après l'opération. La guérison ne s'est pas démentie et Madame H... jouit actuellement d'une très-belle santé.

La distance, les chaleurs tropicales qui régnaient à cette époque m'ont empêché de conserver ces pièces et de les faire examiner au microscope. Je le regrette vivement aujourd'hui, mais enfin je puis dire que la tumeur dans sa totalité pouvait présenter à peu près le volume d'un fœtus à terme, que la tunique était molle, épaisse de un demi centimètre au moins, sans adhérences intimes avec le corps fibreux, beaucoup plus rosée, plus vasculaire que dans les autres cas. Quant au contenu, il était composé de fibres beaucoup plus grosses, plus rouges, plus musculaires, si l'on peut ainsi dire, séparées par un tissu cellulaire plus lâche, plus injecté de sang que dans les autres cas. Il présentait d'ailleurs la même irrégularité apparente dans sa disposition.

Observation V. — Je fus appelé pour la première fois en février 1857, près de Mme D..., de Condé, âgée de 48 ans, mariée, sans enfants, bien portante, à cela près que depuis quelque temps elle était atteinte de rétention d'urine se manifestant à des intervalles plus ou moins éloignés, cessant quelquefois spontanément, d'autres fois complète et nécessitant l'emploi de la sonde. C'était donc pour pratiquer le cathétérisme que j'étais mandé. Tout d'abord j'éprouvai de la difficulté à trouver le méat, puis la sonde introduite, je ne fus pas peu surpris de la direction verticale qu'elle prenait. Pour cette première fois, je ne poussai pas plus loin mon examen, me promettant bien de réparer le temps perdu à la prochaine occasion.

Je dus attendre six mois, non pas que la rétention ne se fût pas produite durant cet intervalle, mais elle avait été incomplète et avait cessé spontanément. Cette fois encore, même anomalie. Je demande à examiner la malade, et voici ce que je trouve, la vessie étant vidée :

Le cathétérisme indique que le canal de l'urèthre est dirigé directement en haut, appliqué contre la symphyse pubienne ; la région hypogastrique présente une tumeur arrondie, sans bosselures, située dans la cavité du bassin où elle est fixée ; la paroi antérieure du vagin est tendue, tiraillée en haut, tandis que la postérieure est relâchée et se termine en cul-de-sac, continue à l'utérus. On ne sent pas le col utérin, mais à sa place au fond du vagin, une tumeur lisse, globuleuse, offrant la résistance de l'utérus. A travers cette paroi assez mince on a la sensation d'un corps étranger inclus. Les mouvements communiqués à la tumeur hypogastrique se transmettent directement à celle du vagin. Il y avait donc continuité entre ces deux tumeurs. En introduisant le doigt le plus haut possible en avant, on arrivait à sentir immédiatement au-dessus de la symphyse du pubis la lèvre postérieure du museau de tanche hypertrophiée.

Il y avait donc rétroversion de l'utérus, sans grossesse actuelle, sans grossesse antérieure, mais produite probablement par un corps fibreux siégeant dans la cavité du corps.

Je tentai de la réduire ; je n'obtins point de résultat et, comme, à part l'écoulement et les pertes peu abondantes, l'état général était satisfaisant, je n'insistai pas, ce en quoi j'eus tort, comme l'événement vient le prouver.

En effet, le corps utérin continua à se développer considérablement du côté de l'abdomen, en même temps qu'il devenait plus saillant dans le vagin ; et la réduction, qui plus tôt et avec plus de persévérance eût peut-être été obtenue, devint complètement impossible,

Je passe rapidement sur des phases qui n'offrent rien de bien caractéristique : constipation, écoulement tantôt muqueux, tantôt purulent, tantôt sanguin, mais de plus en plus abondant et se faisant toujours facilement, perte d'appétit, de forces, anémie très-prononcée, d'ailleurs pas d'autres complications. La rétention d'urines qui était devenue de plus en plus fréquente, est dix-huit mois sans se reproduire ; mais l'état général est si grave qu'en mars 1865 Mme D... est obligée de garder le lit. En la revoyant à cette époque, après plus d'un an, je fus consterné du changement qui s'était fait dans sa personne, et sans espoir, sur ses instances, je consentis à tenter *in extremis* de la débarrasser de son corps fibreux.

Le 1er avril, je fis sur la paroi postérieure de l'utérus devenue inférieure, une longue incision antéro-postérieure, et je mis à nu le corps fibreux qui par cette ouverture était nettement perçu. Je tentai de l'attirer au dehors ; en présence de la résistance que je rencontrai et de l'état de la malade, des conditions dans lesquelles l'opération était faite, je pris le parti d'attendre qu'il vînt se présenter et, pour activer les efforts de la nature, je prescrivis le seigle ergoté. Il n'y eut point de contractions utérines, la tumeur resta en place, la plaie tendit vers la cicatrisation. En présence de la faiblesse toujours croissante, je me vis condamné à abandonner la maladie à elle-même. La mort arriva par suite d'épuisement le 7 juin.

Observation VI. — Mme N..., de Chassemy, âgée de 47 ans, mère de trois enfants, présente les mêmes accidents. Pour la première fois, le 13 septembre 1864, elle fut prise d'une rétention d'urine pour laquelle je pratiquai le cathétérisme qui me présenta les mêmes particularités que dans le cas précédent. Depuis cette époque, dysurie fréquente, quelquefois rétention d'urine complète, le plus souvent à l'époque des règles, écoulement blanc et rouge, et en outre, depuis dix-huit mois, de temps en temps douleurs expulsives durant plusieurs heures.

En vertu de cette pudibonderie qui empêche certaines femmes de se laisser examiner par le médecin qu'elles sont exposées à rencontrer tous les jours, Mme N... avait constamment refusé de se soumettre au toucher. Mais pendant l'absence forcée que je dus subir bien à contre-cœur, elle alla consulter le médecin qui avait vu ma première malade. Celui-ci diagnostiqua un polype fibreux saillant dans le vagin, et lors de mon retour, la malade vint me prier de l'opérer au plus tôt. Je pratiquai donc le toucher et au premier abord j'acceptai le diagnostic porté; la tumeur en effet était globuleuse et représentait les deux tiers d'une sphère; mais en poussant plus loin mon examen, je ne trouvai pas le col qui se trouvait ainsi au-dessus de la symphise des pubis. Il y avait donc retroversion; la réduction fut obtenue sans trop de difficultés, en agissant à la fois sur le fond de l'utérus par les doigts insinués dans le cul-de-sac postérieur, et par un doigt sur le museau de tanche. Actuellement l'utérus est un peu développé; le col boursouflé s'entrouvre à l'époque des règles, laisse voir le corps fibreux qui paraît assez peu volumineux puis se referme ensuite sur lui. Le seigle ergoté est demeuré jusqu'ici sans action et n'a produit autre chose que des coliques. La dysurie a disparu; l'état général est loin d'être satisfaisant, mais il n'y a point urgence d'agir et pour l'instant je me borne à tenir la malade en observation.

Observation VII.—Mme H..., de Vailly, âgée de 46 ans, mère de deux filles qui ont dépassé 20 ans, valétudinaire, anémique, très-nerveuse et régulièrement menstruée; seulement depuis deux ans au moins ses règles ont plus de durée et sont beaucoup plus abondantes, quelquefois extrêmement abondantes et accompagnées de violentes coliques. Depuis cette époque aussi elle s'aperçoit que son ventre devient volumineux. En mai 1866, elle consulta M. le docteur Joyaux, qui me remplaçait alors. Ce confrère diagnostiqua un corps fibreux pour lequel il n'y avait rien à faire actuellement et mit en œuvre un traitement palliatif.

Je ne revis cette malade qu'en mai 1867. Les accidents présentent les mêmes caractères, seulement un peu plus prononcés. L'abdomen très-développé, très-douloureux à la palpation, surtout en un point à gauche, ne contient pas de traces de liquide. La matrice occupe toute la région des hypochondres et dépasse l'ombilic de toute la largeur de la main et plus. Le toucher vaginal me fait reconnaître que le col a sa hauteur normale. Il est légèrement boursouflé, mais fermé complétement. Je recommande à la malade de me faire mander à l'époque menstruelle pour renouveler mon examen.

Le 13 juin, l'hémorrhagie mensuelle durant depuis quelques jours et très-abondante, je pratique de nouveau le toucher. Le museau de tanche est légèrement dilaté, de façon à laisser pénétrer l'extrémité du doigt. Au lieu de trouver une tumeur lisse, résistante, je constate la présence d'une tumeur mollasse, donnant à peu près la sensation du tissu placentaire. Mais la dernière grossesse de cette dame remontant à plus de 20 ans, il n'était pas possible de songer à une rétention d'un placenta qui se serait pathologiquement développé. Avais-je affaire à une môle? Si le développement assez rapide du volume de l'utérus donnait quelque apparence de raison à cette hypothèse, sa durée de plus de deux ans tendait à la faire rejeter. Je maintins donc le diagnostic de corps fibreux, mais d'un corps fibreux d'une nature particulière, œdématié, injecté, en me demandant si l'existence des règles n'était pas la cause de cette infiltration. Le diagnostic était exact, mais l'infiltration n'était pas la conséquence de l'état menstruel, elle était un état pathologique du produit pathologique, ainsi que la suite le démontra. Je soumis la malade à l'usage du seigle ergoté uni à la limaille de fer.

Appelé dans la nuit du 19 juin, je trouvai Mme H... en proie à une dyspnée effroyable qui dura toute la nuit. L'auscultation n'en révélait point les causes, elle était due à la gêne des mouvements du diaphragme, et j'appris alors qu'elle avait déjà été atteinte assez souvent d'accès semblables, quoique à un degré moins prononcé. Le lendemain matin je la trouvai plus calme et je constatai que malgré l'emploi du seigle ergoté, le col était revenu à son état primitif. Je doublai la dose et l'élevai à 2 grammes par jour, en trois prises.

À quelques jours de là, la dilatation commença à s'effectuer lentement, mais d'une façon définitive. Elle présente à peu près le diamètre d'une pièce de un franc. Aussi loin que le doigt pénètre, il sent le corps mollasse dont j'ai parlé, libre d'adhérence dans toute sa périphérie avec la cavité utérine. Le 5 juillet, les douleurs réellement expulsives commencent à se manifester. Le 7, la dilatation était complète, la tumeur faisait une légère saillie dans le vagin et je procédai à l'opération.

J'introduisis la main le plus profondément possible et essayai de saisir la tumeur avec les doigts. Elle se déchirait avec la plus grande facilité et je me décidai à m'en tenir à ce moyen. En retournant nombre de fois à la charge, soit avec la pince, soit avec la main, je retirai tout ce que je pus, puis la malade et le chirurgien se trouvant fatigués, j'ajournai au lendemain toutes nouvelles tentatives. La malade avait supporté l'opération avec courage; il n'y avait eu qu'une perte de sang insignifiante. Dans la journée, des parcelles de la tumeur furent expulsées spontanément et la nuit fut beaucoup meilleure que les précédentes, quoique traversée par des douleurs utérines rémittentes.

Je recommençai donc le lendemain et je dus encore cesser mes manœuvres avant d'avoir terminé l'extraction totale. La nature du produit rend raison des difficultés et de la lenteur de l'opération. Atteint à ce moment d'un abcès à l'annulaire droit, je dus forcément ajourner toute nouvelle tentative; et comme l'état de la malade était bon, le moral relevé, comme l'expulsion spontanée se continuait sur une assez large échelle, je me dispensai de faire terminer l'opération par d'autres mains, et je me bornai à tenir la malade en observation.

Le ventre avait diminué graduellement de volume; la peau

du ventre présentait des rides, comme chez une femme récemment accouchée; la partie supérieure de la matrice était descendue à trois travers de doigts au-dessous de l'ombilic.

Le travail se termina le 27 juillet par l'expulsion d'un fragment de membrane et d'un noyau plus dur, après quoi il n'y eut plus qu'un écoulement blanc de médiocre intensité, de moins en moins abondant. L'utérus rentra complétement dans le petit bassin ; la malade reprit peu à peu ses habitudes. L'embonpoint est revenu et sa santé est actuellement très-satisfaisante.

Je dépose dans les collections de la Société des fragments de cette tumeur qui sont bien loin d'en représenter la totalité. On peut approximativement apprécier sa mesure par le développement qu'avait pris l'utérus. Ce sont des fragments de un à deux centimètres, présentant l'aspect du tissu fibreux, assez mous, comme charnus à l'état frais, et tellement gorgés de sang qu'ils ont communiqué à l'alcool une teinte rouge vineuse, même après avoir séjournée pendant 24 heures dans l'eau plusieurs fois renouvelée. Le noyau central présente le même aspect, mais il est plus résistant et sa densité est sensiblement la même dans toute son étendue, de même que la mollesse de la portion périphérique de la tumeur ne semble pas présenter de différences, de sorte que l'on peut supposer qu'il n'y avait point entre ces deux parties continuité du tissu. Par sa forme aplatie, par son volume, par son aspect, il ressemble au produit culinaire appelé *crépinette*, si je puis me permettre de répéter ici la comparaison vulgaire mais très-exacte de la malade elle-même. Il présente à l'une de ses extrémités un pédicule long de deux centimètres, du volume de la dernière phalange du petit doigt, légèrement conique et se terminant supérieurement par une surface assez nette.

Voilà donc, au total, sept faits de polypes fibreux de l'utérus. Tous se sont développés chez des femmes mariées, dont six étaient mères, ce qui dément une fois de plus l'assertion de Bayle relativement à l'influence du célibat et de la

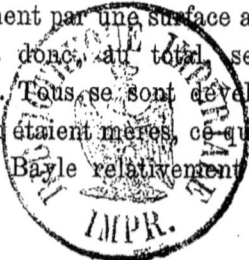

stérilité sur le développement des corps fibreux. Toutes les malades étaient d'âge moyen et ceci restreint l'opinion de M. Cruveilhier qui les considère comme l'apanage de la vieillesse. Tous ont pris naissance et se sont développés dans l'utérus ; tous étaient pédiculés, et par une singulière coïncidence tous s'implantaient au fond et à droite de la cavité utérine. Mais examinons le sujet d'une manière plus générale.

Les corps fibreux de l'utérus peuvent se développer en un point circonscrit quelconque, soit du corps, soit du col de l'organe. Quelque soit leur siège, qu'ils soient uniques ou multiples, ils présentent la même organisation primitive et sont soumis aux mêmes transformations. Les uns, dits interstitiels, se forment à différentes profondeurs dans l'épaisseur même des parois. Ils peuvent y rester en se développant ou s'en dégager. Ceux qui proéminent vers la cavité abdominale sont dits sous-péritoneaux ; ceux qui tendent vers la cavité utérine, sous-muqueux. Ceux qui préominent vers la cavité utérine sont ou simplement protubérants, en partie sous-muqueux, en partie contenus dans l'épaisseur de l'utérus, ou pédiculés : c'est de ceux-là seulement que nous devons nous occuper.

Les uns sont immédiatement sous-muqueux. Peuvent-ils l'être primitivement ? Roux l'admet : « ils se développent sans » doute, dit-il, dans le tissu cellulaire intermédiaire à la mu- » queuse et au corps charnu de la matrice, ou peut-être à la su- » perficie intérieure de ce tissu, qui n'offre lui-même aucune » altération (1). »

D'autres, dit-on, le deviennent consécutivement. Après avoir écarté peu à peu, au point culminant, les fibres qui les séparent de la muqueuse, ils s'énucléent, aidés dans ce déplacement par la contractilité, l'élasticité des fibres voisines, et entraînent avec eux la muqueuse utérine qui constitue seule alors l'enveloppe et le pédicule, lequel se produirait dès les

(1) *Mélanges de Chirurgie*, 1809.

premiers moments de leur apparition; théorie ingénieuse, séduisante, à ce point qu'elle a entraîné les meilleurs esprits : Dupuytren (1), Cruveilhier (2), Malgaigne (3), Courty (4), qui tous, à l'envie, l'ont reproduite et développée; mais enfin simple théorie qu'aucun fait n'a jamais étayée. Aussi, ceux même qui l'ont énoncée s'empressent de la restreindre : ils sont rarement sous-muqueux, dit Cruveilhier; ils ne le sont jamais, dit Courty, mais toujours recouverts par une couche mince de tissu utérin. Ceux-là, médiatement sous-muqueux, se coiffent, s'enveloppent de la muqueuse utérine et d'une couche de tissu utérin qu'ils poussent devant eux et qui constitue alors l'enveloppe et le pédicule. Cette variété existe-t-elle? sans doute, puisqu'on l'a décrite, mais je dois dire que mes lectures ne m'en ont fait connaître aucun exemple suffisamment détaillé et qu'aucune de mes observations ne me semble devoir y être rattachée. Dans toutes, en effet, on peut constater qu'il y a contact immédiat, sans interposition de tissus, entre le produit pathologique et la muqueuse constituant la membrane d'enveloppe.

Les corps fibreux, à l'époque de leur développement complet, se présentent sous la forme de masses arrondies, plus ou moins volumineuses, blanchâtres ou jaunâtres, dures, dont la masse résulte, non pas souvent, comme on l'a écrit, mais au moins quelquefois, (M. Desormeaux en a communiqué un cas à la Société de chirurgie) de l'adjonction de plusieurs corps qui, réellement distincts à leur origine, se sont ensuite réunis, circonstance qui ne se rencontre dans aucune de mes pièces. Leur trame, fort serrée, est composée de fibres de couleur blanchâtre et comme nacrées, très-résistantes, fort

(1) *Mélanges de chirurgie,* 1809.
(2) *Leçons orales de clinique chirurgicale,* t. 4, 1839.
(3) *Anatomie pathologique générale,* t. 3. 1856.
(4) *Des polypes utérins,* th. d'agrég. 1832.
(5) *Traité des maladies de l'utérus et de ses annexes.* 1866.

peu élastiques qui s'entrecroisent, s'enlacent dans toutes les
directions, disent tous les auteurs ; qui se roulent autour d'une
sorte de noyau central, dit M. Charles Robin. (1). Cette dernière forme ne me paraissait-pas bien démontrée quand ma
dernière observation est venue m'en fournir un exemple. Si la
substance intervertébrale à laquelle ils ressemblent se durcit,
se raccornit, dans les acides concentrés, celle des corps
fibreux s'y dissout complètement et promptement, d'après
Roux. J'ai vérifié l'exactitude de cette assertion.

D'après Bayle, Dupuytren, Lisfranc (2), Cruveilhier,
Courty, dès les premiers moments de leur apparition et jusqu'à leur développement complet, il n'y a jamais continuité
de substance entre les corps fibreux et le tissu utérin, auquel
ils adhèrent par un tissu cellulaire lâche, de telle sorte qu'au
premier abord on les croirait enkystés, et qu'ils sont facilement énucléables ; quelquefois même ils en sont séparés par un
kyste et même par des bourses séreuses accidentelles ; mais
d'autrefois ils sont très-adhérents et Cruveilhier déclare même
que les adhérences sont, dans certains cas, tellement intimes
que la différence seule de tissu permet d'établir une ligne de
démarcation, laquelle même est quelquefois difficile à démon-
trer. Dans ces cas il y a continuité et identité presque parfaite
de tissu, mais un réseau veineux indique la démarcation. Les
faits démontrent, dit-il, que cette adhérence est morbide,
consécutive. Malheureusement il ne dit point quels faits,
quelles particularités justifient cette manière de voir et, aupa-
ravant, M. Cruveilhier lui-même avait écrit : « L'analogie est
» si grande entre le tissu de la matrice et celui des polypes
» que dans les cas de polypes non pédiculés, il est impossible
» de distinguer ce qui appartient aux polypes et ce qui appar-
» tient à l'utérus. » (3).

(1) *Dictionnaire de Nysten.*
(2) *Clinique chirurgicale de la Pitié*, t. 3. 1841.
(3) *Essai sur l'anatomie pathologique*, t. 1. 1816.

Aux dépens de quel élément organique se développent les corps fibreux ? S'appuyant sur cette indépendance qui, comme nous venons de le voir, est moins absolue, moins générale qu'on ne l'a dit, on déclare que le tissu de l'utérus n'entre pour rien dans leur composition (Dupuytren). Ils prennent naissance dans le tissu cellulaire interstitiel de l'utérus (Cruveilhier, Courty), par le développement interstitiel d'éléments semblables à ceux au milieu desquels se développe le blastème formateur primitivement amorphe, ou par la prolifération d'un groupe limité de fibres s'isolant de toutes les autres et non par hypertrophie directe des fibres utérines propres (Courty). « Qu'on n'appelle point ces corps fibreux une hypertrophie du » tissu de l'utérus, dit M. Cruveilhier, car il y a là, non-seu- » lement une simple exagération de nutrition, mais bien mé- » tamorphose et production de tissu. »

Dans ces limites, il ne lui répugne pas d'admettre qu'ils sont formés aux dépens des fibres utérines elles-mêmes, parce que le microscope a démontré à Lebert les fibres utérines mêlées dans des proportions diverses au tissu fibreux dans un grand nombre de cas. Toujours, dit Robin, on y trouve des fibres cellules hypertrophiées, comme pendant la grossesse, et M. Broca appelle hystérômes ces tumeurs constituées par un tissu analogue à celui de l'utérus, c'est-à-dire par des fibres de tissu fibreux mêlées aux cellules fibro-musculaires qui forment l'élément contractile de l'utérus et des muscles involontaires. « Certains hystérômes sont en continuité directe avec le tissu » propre de la matrice et peuvent dès lors être considérés » comme des hypertrophies partielles, beaucoup d'autres » sont complètement énucléables et d'autres enfin sont décidé- » ment de formation nouvelle puisqu'ils sont en dehors de » l'utérus et ne présente aucune continuité avec cet or- » gane. » (1).

(1) *Traité des tumeurs*, 1866, p. 136.

La vérité nous semble être là : dans certains cas, tumeurs indépendantes produites par hypertrophie d'un groupe de fibres isolées, et nous en avons deux exemples ; mais dans d'autres cas, continuité de la tumeur avec les fibres utérines propres, polype d'apparence fibreuse par hypertrophie partielle. Trois de mes faits se rattachent évidemment à cette variété dans laquelle je serais tenté de faire entrer tous les cas de polype à pédicule charnu. Dance, Bérard, Mayer, Meisnet d'après Velpeau, et Velpeau lui-même, avaient déjà rencontré, en les interprétant de cette façon, de ces polypes « qui semblent le résultat d'une hypertrophie partielle, c'est-à- » dire qui se continuent sans aucune ligne de démarcation » avec les fibres de ce viscère dont leur structure ne diffère » d'ailleurs en aucune manière » (1), et, d'après un fait, Cruveilhier admet aussi comme une exception extrêmement rare des polypes par hypertrophie du tissu utérin, simulant parfaitement par leur consistance les polypes formés par les corps fibreux sous-muqueux.

Malgaigne même a essayé d'en donner la théorie : « L'hy- » pertrophie seule ne rend pas compte de ceux qui descendent » du corps de l'utérus. Ne proviendraient-ils pas d'un renver- » sement incomplet de l'utérus dans lequel une partie seule- » ment de l'épaisseur de ses parois engagée dans le col utérin » puis comprimée par lui se serait allongée peu à peu, en vertu » de cette loi qui fait végéter toute tumeur du côté le plus » libre, et dans cette position se serait nourrie et accrue? Des » faits ultérieurs décideront si cette hypothèse s'approche ou » s'éloigne de la vérité. » Nos trois faits, dans lesquels des polypes par hypertrophie partielle s'étaient développés dans la cavité utérine détruisent cette hypothèse. Le col de l'utérus n'y est pour rien, et combien de tumeurs hypertrophiques libres sont pédiculées !

(1) *Médecine opératoire*, t. 4, 1830.

Tous les corps fibreux n'ont point cette apparence que nous avons prise pour type. Ils sont quelquefois rouges, charnus (Lisfranc), et Gerdy décrit, sous le nom de polypes sarcomateux, « des polypes composés d'une tunique plus ou moins épaisse et » d'un corps fibreux dont les fibres sont plus grosses, plus » rouges et séparées par un tissu cellulaire, très-mou, plus » injectés de vaisseaux sanguins » (1). Quel est leur nature? Ceux qu'on a dit être mous, rougeâtres, sont des tumeurs fibro-plastiques, dit Ch. Robin. Ceci est évidemment inadmissible pour nos deux observations. Dans l'une et dans l'autre il s'agit bien d'un tissu fibro-musculaire, infiltré de sérosité dans le premier cas, et dans le second d'un liquide sanguin qui en a dissocié les éléments au point de produire sur le produit pathologique un ramollissement pathologique très-remarquable. A la Société médicale des hôpitaux (9 novembre 1866), Bernutz présenta un polype presque exclusivement composé de tissu musculaire avec très-peu de tissu conjonctif se rapprochant assez du pancréas par sa structure et son apparence ; il avait été expulsé spontanément. Sa membrane d'enveloppe ne laissait pas voir de point d'implantation ce qui faisait supposer qu'il s'était développé dans l'épaisseur des parois qui se seraient ulcérées pour lui livrer passage. M. Guéneau de Mussy fit remarquer que cette structure avait été souvent constatée, tellement même que l'on avait appelé hyperplasie musculaire utérine, la formation de polypes de ce genre. Là nous paraît être la vérité, non dans l'opinion de M. Robin et pour le dire en passant, ces productions ne seraient-elles point ce que Abernethy a décrit sous le nom de sarcome pancréatique à cause d'une certaine ressemblance entre sa structure et celle du pancréas, espèce entièrement énigmatique, dit Broca, et que jusqu'ici personne n'a retrouvée.

Nous voilà donc bien loin de cette spécificité, de cette indépendance absolue signalée au point de départ. Ce sont des hys-

(1) *Des polypes et de leur traitement*; 1833.

térômes, leur tissu est analogue à celui de l'utérus, dont ils
sont isolés ou avec lequel ils sont en continuité de tissu. Ces
conditions qne nous signalerons à propos d'autres tumeurs,
qui paraissent originelles, ne semblent-elles pas rappeler ce
que l'on rencontre dans les organismes inférieurs, la reproduction par fissiparité, la reproduction par gemmiparité? Ils
sont composés de fibres et de fibres-cellules, celles-ci dans la
proportion de un dixième à la moitié environ, dit Robin, mais
jamais davantage. Entre ces fibres est une substance amorphe,
grisâtre, plus ou moins granuleuse, surtout au centre offrant
de l'analogie avec celle qui infiltre le tissu des fibro-cartillages
intervertébraux.

En présence de ces questions intéressantes et encore nouvelles, je regrette vivement que mes pièces n'aient point été
soumise à l'examen du microscope. Il eut été utile de rechercher par exemple s'il y avait identité complète de structure
entre celles qui étaient en continuité de tissu avec l'utérus, et
celles qui en étaient isolées ; en quelle proportion surtout le
tissu musculaire se trouvait dans celles qui avaient tout à fait
l'aspect charnu et dont l'une, circonstance à noter, était développée tout à fait en dehors du tissu utérin.

Malgré l'opinion de Malgaigne la membrane d'enveloppe est
constituée par une partie de la muqueuse utérine. Elle est
mince, surtout à la base du polype (Hervez de Chégoin (1)
Lisfranc), le devenant d'autant plus que le polype descend et
s'accroît (Malgaigne). Quelquefois lisse et polie, sans traces de
vaisseaux, quelquefois rouge, rugueuse avec un lacis vasculaire qui pénètre dans l'épaisseur du polype. Quand elle est
constituée par la muqueuse et par une partie du tissu utérin
elle est plus épaisse, mais alors, dit Gerdy, elle est d'autant
plus mince au pédicule que le pédicule est plus gros. Elle est
quelquefois exclusivement formée par le tissu utérin qui a été

(1) *Journal général de médecine*, t. 101.

entraîné, enfin, l'enveloppe peut être perforée par le corps fibreux à mesure qu'il descend.

Il est important de préciser ses rapports avec le polype lui-même.

Elle n'adhère au corps fibreux que par un tissu cellulaire lâche, facile à détruire (Dupuytren), en sorte qu'on l'en détache très-bien avec les doigts et que l'on en fait sortir le corps fibreux par énucléation (Lisfranc, Malgaigne); elle est plus adhérente à la base du polype (Lefaucheux). Elle peut devenir adhérente dans toute son étendue et l'adhérence de ceux qui se développent sous la muqueuse est tellement intime que l'on dirait qu'ils sont développés dans son épaisseur (Cruveilhier); les inflammations, la compression par le col augmentent cette adhérence.

Voilà ce qui a été décrit. Dans mes observations, une fois, dans la pièce fragmentée, la membrane d'enveloppe n'a pu être constatée. Dans l'un elle était très-épaisse, peu adhérente à la tumeur, et après l'avoir incisée j'avais pu énucléer le corps fibreux préalablement réduit en morceaux. Le deuxième fait, dans l'ordre des dates, celui de Mme C..., de Troyon, dans lequel il y avait eu migration de la tumeur, m'avait présenté une membrane d'enveloppe mince, très-adhérente et d'autant plus mince, plus adhérente que l'on se rapprochait davantage de la partie libre de la tumeur, circonstance qui confirme ce qu'en ont dit les auteurs si la partie libre est ce qu'ils appellent base. Du rapprochement de ces deux derniers faits jaillissait la question suivante que je posais devant la Société en 1864 : cette adhérence est-elle originelle ou bien est-elle le résultat de la migration de la tumeur? et je constatais que la lecture de plus de deux cents observations n'avait pu me fournir, sur ce point, aucune donnée précise; mais dans mes deux faits suivants, de polypes intra-utérins, l'un sous-muqueux, l'autre par hypertrophie, nous pouvons constater que la membrane mince est intimement adhérente au corps fibreux. Donc : l'adhérence est originelle, elle est indépendante du siége anatomique des corps fibreux; elle se rencontre aussi bien dans les polypes par hypertrophie que dans les polypes sous-muqueux, quel que soit leur volume. Si cette adhérence peut être augmentée par une compression continue, elle n'en existe pas moins en dehors de ces conditions alors que le polype est encore complètement renfermé dans la cavité utérine, d'où cette conséquence pratique : qu'en dehors même de l'obstacle qu'apporte le pédicule, l'énucléation ne peut avoir lieu que comme méthode exceptionnelle, dans certains cas qu'à l'avance il est impossible de préciser.

Comme le fait remarquer M. Depaul (1), la structure du pédicule intéresse à un haut degré la médecine opératoire. Il est constitué par la muqueuse seule, par la muqueuse et le tissu utérin et nous avons des exemples de ces deux variétés ; par le tissu utérin seul, dit Lisfranc, ce qui est bien loin de me paraître démontré. « Ne contiendrait-il pas en même » temps un peu du corps fibreux? dit Depaul ; on ne sait rien » de précis à cet égard. Pour ma part, j'ai cherché à résoudre » ce problème et malgré des investigations nombreuses soit » dans les Mémoires, soit dans les amphithéâtres, je n'ai rien » trouvé de positif. M. le docteur Marie en a présenté un cas » à propos duquel il a employé le procédé qu'il désigne sous » le nom d'*éradication*, qui consiste à faire sur le pédicule du » polype une incision circulaire de manière à ne couper qu'une » mince couche de tissu et à laisser intact le corps fibreux qui » est au centre du pédicule et que l'on énuclée ensuite. » A cette question, M. Huguier répondit que d'après ses observations, au nombre d'une centaine, c'est l'exception de voir le corps fibreux concourir à la formation du pédicule et il attribue cette conformation exceptionnelle au siége primitif de la tumeur qui s'isole d'autant plus que le pédicule devient plus

(1) *Société de chirurgie*, 18 septembre 1861.

long et à la disposition en chapelet de plusieurs corps fibreux réunis. C'est là, en tous cas, un sujet qui nécessite de nouvelles recherches.

« La grosseur et la consistance du pédicule, dit Dupuytren, » sont en raison inverse de sa longueur, laquelle est toujours » proportionnée à l'étendue, au prolongement de la tumeur » elle-même. » Ceci est tout au moins trop général. Dans toutes mes observations, le pédicule était très-court et nous avons des tumeurs que l'on peut dire très-volumineuses. Dans trois cas, placés aux limites extrêmes, il était très-mince ; dans les deux autres, qui, sous le rapport des dimensions présentent aussi de grandes différences, il était volumineux. Donc, le volume du pédicule ne dépend ni de sa longueur, ni du développement de la tumeur. Elle est originelle et dépend des éléments qui entrent dans sa composition lesquels dépendent essentiellement du point d'origine.

Dans toutes mes observations, les polypes s'étaient développés dans la cavité utérine, tous étaient pédiculés. La pédiculisation n'est donc point due à la constriction que le col exerce sur les fibroïdes, après leur passage, mais à leur développement excentrique dans un espace libre. Tout le monde est depuis longtemps d'accord sur ce point, et je m'étonne que M. Cruveilhier ait pu écrire en 1856 que généralement « les » corps fibreux ne deviennent pédiculés que lorsqu'ils se sont » engagés dans l'orifice du col utérin. »

Il faut toutefois reconnaître que la pression exercée par les parties voisines influe sur la conformation extérieure des tumeurs fibreuses. Dans un cas, tout le segment supérieur de la tumeur est cônique ; il était situé dans l'angle supérieur de la cavité utérine et s'implantait sinon dans la trompe, au moins sur un point très-rapproché de son orifice. Dans un autre, l'effilement de la partie libre est évidemment dû à son développement vers le col résistant, se déformant peu à peu sous l'influence de cette pression et réagissant à son tour. Il est démontré, d'ailleurs, comme le fait observer Lisfranc, que la striction du col peut amener sur le corps des polypes des rétrécissements circulaires ou pseudo-pédicules.

« Tandis que les polypes fibreux du col ont beaucoup de » tendance à s'engager, dès les premiers temps de leur forma- » tion, à travers le museau de tanche, dans le vagin, dit » M. Cruveilhier, il résulte d'un grand nombre de faits : » 1° que ceux qui sont développés dans l'épaisseur du corps de » l'utérus, n'ont pas de tendance à s'engager dans le vagin, » qu'ils prennent d'abord tout leur accroissement dans la ca- » vité du corps de l'utérus où ils restent souvent incarcérés » toute la vie; 2° que, plus tard, le col participe au dévelop- » pement du corps de l'utérus, suivant les mêmes lois que » dans la grossesse, mais qu'à raison du volume énorme que » ces tumeurs acquièrent dans un grand nombre de cas, leur » expulsion ou protusion dans le vagin est physiquement im- » possible. » Chez six de mes malades, en effet, le polype est resté dans la cavité utérine.

Néanmoins, après avoir écrit ces lignes, M. Cruveilhier cite un cas de cette expulsion dont Delaporte, Paletta, Lemolt d'après Gerdy, avaient déjà fournis des exemples. « Nous » n'avons vu que dans un cas, avait dit Dupuytren, les efforts » d'expulsion réussir à chasser de la matrice un polype volu- » mineux dont nous avons aussitôt débarrassé la malade par » l'opération ». « Il n'est pas rare, fait remarquer Lisfranc, » de voir survenir, surtout à l'époque de la menstruation, des » douleurs expulsives qui chassent le polype et amènent un » renversement complet ou incomplet de l'utérus. » C'est, en effet, ce qui eut lieu chez l'une de mes malades. Ce renverse- ment incomplet, qui cessa aussitôt l'ablation de la tumeur, nous avait fait douter un instant si le pédicule n'était pas un de ces pseudo-pédicules dont nous parlions tout-à-l'heure, si la partie renversée de l'utérus n'était pas, par hasard, la partie supérieure d'un polype bilobé, erreur qui eut été grave puisque l'excision faite au-dessus du pédicule pouvait déterminer une perforation de la matrice.

Quel temps les corps fibreux mettent-ils à se développer ? La science ne possède, à ma connaissance, aucune donnée précise sur ce sujet obscur, mais j'ai dit, dans une de mes observations, qu'un polype sorti lors de l'accouchement, puis replacé dans l'utérus, avait mis trois ans pour passer du volume d'un œuf de poule à celui de vingt centimètres de diamètre sur douze.

Ils passent par trois états, dit Bayle, copié par ses successeurs : d'abord charnus, ils deviennent fibro-cartillagineux, puis osseux. Il n'est plus possible maintenant d'admettre que ce soient là des phases régulières de ce produit pathologique. Ce sont des différences fondamentales, primordiales. Quant aux prétendues ossifications, ce sont de simples incrustations calcaires accidentelles.

« Si l'élément fibreux domine, dit Dupuytren, le polype ne
» dégénère pas ; s'il dégénère, c'est pour passer à l'état
» osseux. Si c'est l'élément celluleux, il dégénère en carci-
» nome, constamment et inévitablement, après un temps plus
» ou moins long. » Ce sont là de pures assertions que rien
ne justifie. « De plus, ajoute-t-il, l'enveloppe peut s'enflam-
» mer, mais la dégénérescence spontanée seule nécessaire de
» l'organisation des polypes procède du centre à la circonfé-
» rence ; celle qui vient de l'inflammation marche de la peri-
» pherie vers le centre. » Laissant de côté la dégénérescence
spontanée nécessaire, nous ferons remarquer que ma septième
observation tend à appuyer la dernière assertion de Dupuytren : les membranes d'enveloppe étaient disparues, tout le
parenchyme du polype était infiltré, ramolli, désagrégé, à
part un noyau central qui avait conservé à peu près sa consistance normale.

En se développant, les polypes fibreux peuvent influer sur la situation, le tissu, la vitalité, les fonctions de l'utérus.

1º Sur la situation. En dehors du renversement déjà si-
gnalé, j'ai cité deux cas de retroversions, l'une réductible,
l'autre irréductible. C'est là un fait rare, rencontré par
Desault, puis passé sous silence par ceux qui se sont occupés
et des polypes et de la retroversion elle-même. Je n'ai point
eu occasion de rencontrer d'abaissement notable, quel que fût
le volume de la tumeur.

2º Sur son tissu, en y déterminant une hypertrophie iden-
tique à celle qu'il subit pendant la gestation, hypertrophie
limitée au corps quand le corps fibreux ne remplit que le
corps, occupant toute la cavité, corps et col, quand il remplit
l'utérus tout entier, dit Cruveilhier, et c'est en effet ce que
nous avons observé, avec cette particularité que dans un cas
le col aminci donnait les sensations du tissu cartillagineux.
Mais pourquoi M. Cruveilhier dit-il ailleurs : « Un effet com-
» mun de toutes ces productions fibreuses des corps utérin,
» c'est la disparition complète du museau de tanche, attiré en
» haut par le corps étranger ; le vagin se termine alors supé-
» rieurement en cul-de-sac conoïde, au fond duquel est l'orifice
» du museau de tanche. » Si cela se rencontre quelquefois, je
l'ignore ; mais je puis affirmer que je n'ai jamais ni vu, ni lu
rien de semblable.

3º Sur sa vitalité. Sans doute les corps fibreux incommodent
par leur volume ; c'est ainsi que ma dernière malade était en
proie à une dyspnée croissante ; mais il n'est pas exact de dire
avec M. Cruveilhier « qu'en général ils n'incommodent que
» par leur volume, que dans l'immense majorité des cas ils ne
» déterminent aucun travail morbide dans l'organe au sein
» duquel ils sont développés et peuvent rester inoffensifs pen-
» dant dix, vingt, quarante ans. » Non, cela n'est point général, et toutes mes malades ont présenté des accidents graves.
Il est plus exact de dire, qu'en général les polypes déterminent
des douleurs expultrices qui fatiguent les patientes, des écou-
lements purulents et sanguins ; que les malades peuvent

s'épuiser par des hémorrhagies répétées, succomber à une hémorrhagie foudroyante, et outre ces conditions, être enlevées
par une infection putride lente. C'est à cette cause que l'on
doit rapporter la mort de la femme D..., de Condé. Chose
remarquable ! l'intensité des accidents n'a point été en rapport
avec le volume des polypes : le plus petit était peut-être celui
qui déterminait les symptômes les plus prononcés.

4° Sur ses fonctions. S'ils n'empêchent point la conception,
ils peuvent nuire au développement du fœtus, devenir cause
de dystocie. Il n'en a point été ainsi dans le cas cité ci-dessus.
Mais le polype était alors peu volumineux et l'accouchement
fut très-rapide. Je réserve l'étude de cette complication, qui
fera l'objet d'un travail spécial.

Quelques mots seulement sur le diagnostic et le traitement.

L'ablation faite le plus tôt possible : telle est l'indication qui
résulte de la nature des choses, quand il s'agit d'une affection
qui ne rétrograde jamais, qui croît, qui gêne les fonctions, qui
peut déterminer des accidents graves.

Si le museau de tanche est fermé, il s'entr'ouvre à l'époque
des règles (cela a été dit ; M. Gensoul surtout a insisté sur ce
point, et je l'ai aussi constaté), ou à certaines époques irrégulières que le toucher répété fait connaître. Le seigle ergoté
m'a semblé utile pour hâter la dilatation du col ; l'éponge pré-
parée conduirait au même résultat, et enfin, en cas d'urgence,
on pourrait en pratiquer le débridement, ce que j'étais disposé
à faire dans un cas.

La tumeur atteinte et reconnue, il est important de déterminer le point d'implantation, le volume du pédicule. Pour
atteindre ce but, je me sers avec avantage d'une anse métallique, dont l'introduction est des plus faciles, et j'appelle en
passant l'attention des praticiens sur ce petit appareil, qui m'a
rendu de grands services pour l'extraction des corps étrangers
des cavités étroites et profondes, telles que l'urèthre, les fosses
nasales, le conduit auditif, et qui rendrait probablement les

mêmes et excellents services pour l'extraction des projectiles par armes de guerre.

Faute d'instruments, je n'ai point employé l'écrasement linéaire qui constitue, à mes yeux, une excellente méthode. D'ailleurs j'aime à opérer à jour. Il faut donc attirer la tumeur au dehors.

En ce qui concerne la préhension, la pince de Museux n'est pas toujours facile à appliquer : elle peut léser la matrice ; si le polype est peu résistant, elle le déchire sans l'attirer ; elle gêne par son volume, par le voisinage des mains des aides qu'elle nécessite et qui ne se trouvent pas toujours dans nos campagnes. Je la remplace donc par l'anse métallique, qui ne présente aucun des inconvénients précités. Dans un cas, les tractions ainsi exercées ont suffi pour enlever la tumeur. Dans d'autres, à pédicule volumineux, il a fallu en pratiquer l'excision, laquelle n'a jamais été suivie d'hémorrhagie. Dans un cas, par excès de prudence, j'avais préalablement apposé une ligature, mais je ne crois point qu'elle ait été d'aucune utilité.

J'ai dit que l'énucléation ne pouvait devenir une méthode générale et j'en ai donné les motifs ; mais elle peut être utile dans certains cas où la membrane d'enveloppe n'a avec le corps fibreux que des adhérences peu intimes. Je l'ai employée chez une de mes malades en la combinant avec la fragmentation. Enfin ce dernier moyen m'a suffi dans ma septième observation.

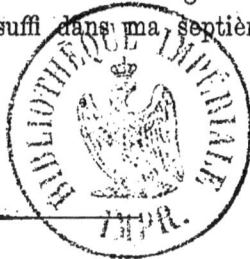